GUÉRISON

DES

BÈGUES

PROMPTE ET RADICALE

Sans Remède ni Opération

MAIS

PAR L'IMITATION

Par Claudius CHERVIN

Quai d'Albret, 29, près le Jardin-d'Hiver,
à Lyon (3e arrondissement).

L'éducation a plus de pouvoir sur nous
que la nature même. *(Proverbe.)*

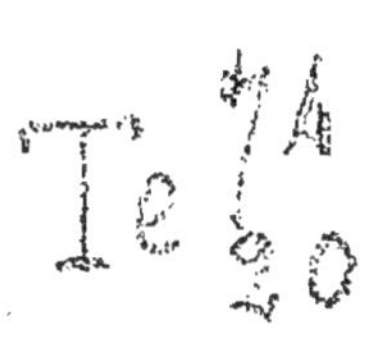

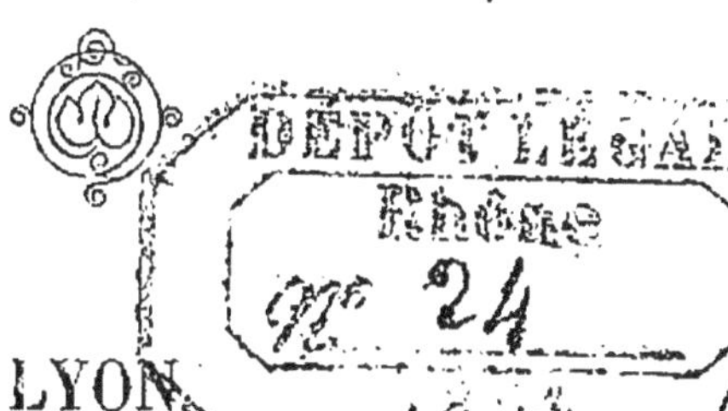

LYON

GUÉRISON DES BÈGUES

PROMPTE ET RADICALE

SANS REMÈDE NI OPÉRATION.

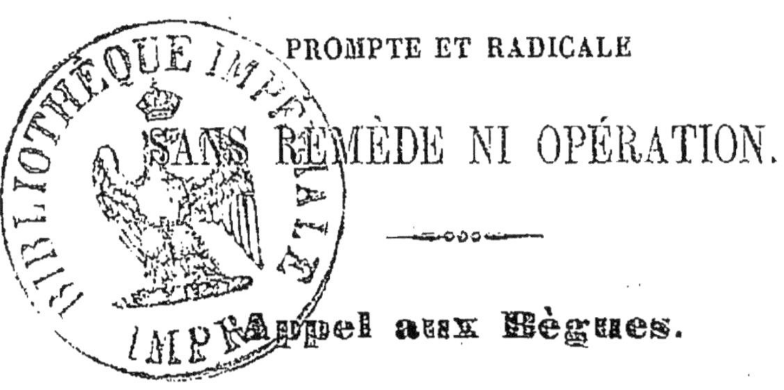

Appel aux Bègues.

Ce n'est pas pour avoir l'occasion de critiquer ou de vanter les méthodes qui ont été employées jusqu'à ce jour pour la guérison des bègues, que je vais écrire ces quelques lignes : à chacun selon ses œuvres ; le public voit assez clair aujourd'hui pour se passer de mes appréciations.

Mon but est un *appel aux bègues.*

Je voudrais convaincre les personnes atteintes de cette infirmité qu'elles ne doivent point désespérer de leur guérison ; que cette guérison, elles l'obtiendront sans remède ni opération, et que toute opération chirurgicale est inutile et quelquefois dangereuse.   1

Inconvénients attachés au Bégaiement, au Bredouillement, au Balbutiement, à la Blésité, etc.

La parole est le lien universel qui unit les hommes entre eux ; sans elle, les plus brillantes facultés de l'intelligence demeurent à peu près stériles. Or, n'avoir à son usage qu'une parole désagréable, ridicule, choquante, n'est-ce pas aussi triste que d'en être privé ?

Chaque jour, la réflexion et le travail font de nouvelles découvertes ou améliorent des modes, des systèmes encore imparfaits. Il y a trente ans, une jeune Américaine, Mme Leigh de New-York, parvint à corriger par une gymnastique linguale le bégaiement d'un enfant confié à ses soins. Aussitôt une nouvelle attention s'éveille, de nombreux succès couronnent maintes entreprises, et l'humanité se félicite d'un nouveau soulagement. Aujourd'hui, la guérison des bègues sans remède ni opération est un fait constaté par tout le monde.

Combien de familles cette précieuse découverte a déjà consolées !

Que de privations, que de sacrifices attachés à ce vice déplorable de prononciation !

Un enfant, que deviendra-t-il dans nos écoles, où il ne manquera pas de trouver des étourdis toujours prêts à le tourner en ridicule ? Comment plus tard parviendra-t-il à s'établir dans le monde ? Quel bonheur rencontrera-t-il dans sa vie, ne pouvant communiquer librement avec personne, étant obligé de choisir entre la solitude la plus absolue ou le danger imminent d'être à chaque instant l'objet d'une hilarité indiscrète, mais qu'on ne peut pas souvent retenir à la vue d'un bègue dont les efforts inouïs donnent à sa physionomie une expression drôlatique ?

Le bégaiement est bien un des plus grands obstacles à notre avenir ; et ne rien faire pour s'en corriger, c'est se condamner volontairement aux privations les plus douces, les plus nobles, c'est aller contre les desseins de la Providence, c'est renoncer à son titre d'homme.

Cette difficulté n'est pas seulement un obstacle à notre développement intellectuel, à nos projets, à nos goûts, à nos intérêts, elle est presque toujours nuisible à notre santé. Cette assertion n'est pas douteuse chez les bègues ; souvent ils se plaignent d'une douleur à la jonction des mâchoires, d'une souffrance dans la poitrine, et en général, à de certaines époques fixes, d'une faiblesse extraordinaire. Et ce n'est pas étonnant : les efforts constants qu'ils sont obligés de faire pour être entendus, l'état pénible que leur fait l'appréhension de s'exprimer, affaiblissent nécessairement leur moral, diminuent leurs forces physiques et paralysent souvent leurs facultés intellectuelles.

Toutes les peines et tous les inconvénients que procure à l'homme cette terrible infirmité se rencontrent généralement à un bien plus haut degré chez les femmes, qui sont plus expansives de leur nature, parce qu'elles ont le système nerveux beaucoup plus délicat.

Les personnes qui sont atteintes de *bredouillement*, de *blésité*, de *balbutiement*, *etc.*, auraient grand tort de ne pas travailler à s'en défaire, parce que ces infirmités sont parfois aussi pénibles, aussi déplaisantes que le bégaiement lui-même.

Du Langage.

Pour parler comme pour chanter, on emploie des sons qui reçoivent de temps en temps certaines modifications que l'on nomme *articulation*.

La voix est due aux vibrations que l'air éprouve en traversant le larynx à la sortie des poumons. Le larynx est le commencement du canal aérifère; il s'ouvre dans le gosier, derrière la racine de la langue.

On a comparé l'organe vocal à un instrument à vent et à anche, dont les deux lames, libres seulement par leur bord supérieur, seraient représentées par les ligaments de la glotte (corde vocale). En effet, lorsque l'air de l'expiration est poussé des poumons dans la trachée, puis dans le larynx, les muscles de cette partie se contractent et donnent aux ligaments de la glotte assez de tension pour briser cet air et le faire vibrer, vibration dont résulte la voix.

Les sons sont unis et modifiés à l'aide de certains mouvements de la langue et des lèvres.

Le Bégaiement, le Balbutiement, le Bredouillement, la Blésité, etc., sont des vices de prononciation.

Si le bégaiement provenait d'une lésion organique, les bègues chanteraient-ils ? — Tout le monde sait qu'ils ont la parole parfaitement libre en chantant. — Chante-t-on avec d'autres organes que ceux de la parole ? Évidemment non ! Mais quand nous chantons, nous sommes obligés de desserrer les dents, d'avoir une respiration longue et continue, de donner beaucoup de consistance à nos lèvres ; en d'autres termes, nos organes vocaux sont obligés d'exagérer toutes leurs fonctions, et, captivés par le rhythme, ils cessent d'errer péniblement à l'aventure pour rentrer dans leurs positions et fonctions naturelles.

Il peut arriver qu'un vice de constitution embarrasse le langage, mais ces cas sont heureusement bien rares. Le moyen le plus simple et le plus sûr de s'en assurer, c'est d'essayer de faire chanter la personne dont le langage est incorrect ; si son infirmité continue, on pourra peut-être avoir recours à la médecine et à la chirurgie ; dans le cas contraire, la diction seule corrigera cette infirmité.

Une timidité excessive, une frayeur, une chute, une maladie, le plus souvent une négligence dans le langage peut détruire l'harmonie nécessaire aux organes modificateurs des sons et constituer un bégaiement ou un tout autre vice de prononciation. Cependant beaucoup d'exemples prouvent que le bégaiement s'acquiert par l'imitation. Plusieurs de mes élèves m'ont assuré avoir *appris à bégayer* en s'amusant à contrefaire les personnes atteintes de cette vicieuse habitude. Je crois donc que le bégaiement n'est autre chose qu'un désordre organique ayant pour cause une sensation violente et désorganisatrice, ou tout simplement une mauvaise habitude dans le langage.

Si donc le bégaiement tient à des causes morales et à des causes physiques, mais non constitutionnelles , pourquoi porter le fer aiguisé sur des parties saines et des plus sensibles? N'avons-nous pas assez de maux réels?

De semblables expériences ne sont plus permises ; elles ont déjà coûté la vie à trop d'infortunés sans avoir jamais eu le moindre succès, ainsi que le constatent plusieurs journaux de médecine.

Et puis, je vous le demande, en supposant quelque pouvoir à la chirurgie, lequel des deux modes doit avoir la préférence : de celui-ci qui fait couler le sang, qui peut donner la mort, ou de celui-là qui ne demande qu'une volonté ferme et un peu d'intelligence? Peut-on hésiter un seul moment à se prononcer en faveur du traitement que je viens offrir aux bègues?

Il existe malheureusement dans notre pauvre nature la fatale manie de délaisser le simple pour le composé.

Il y a des bègues qui ne peuvent émettre aucun son, d'autres éprouvent des difficultés seulement à les modifier : c'est que les premiers mettent trop de raideur et donnent une mauvaise direction aux organes vocaux, c'est que les seconds veulent modifier le son avant même de l'avoir émis. De là deux espèces de bégaiement qui ont chacune des variations auxquelles s'appliquent des moyens curatifs différents, mais reposant tous sur le même principe, à savoir : *l'imitation*.

Opinions erronées sur le Bégaiement.

Les anciens ont toujours attribué le bégaiement à des lésions organiques, telles que l'épaisseur considérable de la langue, le relâchement des ligaments, la longueur du frein et l'implantation vicieuse des dents de la mâchoire supérieure sur l'arcade alvéolaire correspondante. De nos jours, les médecins qui se sont occupés du traitement de cette infirmité n'ont pas été plus heureux, bien qu'animés des mêmes sentiments. Des faits d'anatomie pathologique leur ont fait accuser successivement la conformité de l'hyoïde, une maladie du cerveau, des vomiques de poumon, etc.

Il faut pourtant dire que beaucoup de médecins observateurs n'ont pas partagé ces opinions erronées, qu'ils les ont même combattues. Ainsi, MM. Malbouche, Serre, Colombat, Itard, Hervez de Chégoin, ont tour à tour traité le bégaiement par des moyens mécaniques ; mais leurs méthodes étaient tellement longues et incertaines qu'elles déconcertaient souvent les personnes qui y avaient recours, inconvénients qui les ont fait reléguer dans le domaine de l'oubli. D'ailleurs, la magnifique clientelle de ces messieurs ne leur a pas laissé le temps de travailler à perfectionner leurs procédés.

Il résulte du rapprochement, de la comparaison des méthodes de ces messieurs, que tout moyen employé consiste en une sorte d'*entrave* opposée aux mouvements désordonnés, anormaux, embarrassés des organes de la parole. L'entrave est tantôt les cailloux de Démosthène, tantôt le *bride-langue* de M. Colombat, la *fourchette* de M. Itard, la *gesticulation* de M. Serre, la *gymnastique linguale* de Mme Leigh et de M. Malbouche, le *cintre* de M. Hervez de Chégoin. Je n'admets aucune de ces entraves, par la raison que ce sont des *entraves*.

Inconvénient des Méthodes.

Quel que soit le mérite d'une méthode , son application impose toujours une espèce de gêne, une certaine coërcition qui blessent la susceptibilité de celui qu'on y soumet et paralysent quelquefois la bonne volonté la plus prononcée.

Ce n'est point une méthode qui doit guérir le bégaiement. Ce ne sont pas non plus des moyens mécaniques qui peuvent corriger cette infirmité, plus fâcheuse peut-être que toutes les autres, en ce qu'elle fait souffrir et celui qui en est affligé, et ceux qui en sont les témoins. Ces méthodes, ces moyens sont des entraves ; or, les entraves ne mettent point à l'aise , et le bègue a besoin de s'y mettre pour laisser à ses organes, dont le bégaiement accuse la gêne, tout le développement dont ils sont susceptibles. Comment, en effet, pourrait-il se corriger, si une crainte continuelle d'oublier quelque formule le retient, ou si un embarras incessant le fatigue? Ses préoccupations captiveront son attention au détriment de la pensée, si, à chaque syllabe qu'il prononce, il est obligé de se rendre compte du volume de sa poitrine, de l'ouverture de sa bouche, de la direction de sa langue et de ses lèvres. Quel secours pour la pensée lui apporteront le *bride-langue* de M. Colombat, la *fourchette* de M. Itard, la *gesticulation* de M. Serre, la *gymnastique linguale* de Mme Leigh, le *cintre* de M. Hervez? Ces moyens, qui ont eu parfois quelques petits succès, ont le plus souvent échoué.

Nouvelles Expériences.

Pour opérer la guérison d'un bègue, je ne raisonne pas avec lui son infirmité; je vais droit au but en le forçant, sans qu'il s'en doute, à se corriger. Sans le lui dire, je lui fais parcourir une échelle de sons, de consonnances, d'aspirations, qui varient selon son caractère, les causes, les effets de son infirmité, exercices qui sont tout le langage; et après quelques *conversations*, pendant lesquelles il lui semble ne rien avoir fait que parler avec moi, tandis qu'il étudiait, il est tout étonné de voir qu'il prononce bien, sans trop de lenteur et sans trop de précipitation; éviter la répétition des syllabes qu'il prononce n'est plus pour lui un effort difficile, c'est une habitude qu'il a prise de bien articuler en *imitant*.

Voilà tous les moyens que j'emploie pour corriger du bégaiement, de la blésité, du bredouillement. Il m'a fallu pendant plusieurs années étudier tout ce qui avait rapport à ces vices de langage, pour me convaincre que je pouvais; pour me persuader que je devais les guérir. Je me suis mis à l'œuvre, et mes succès m'ont encouragé, consolé; et les sympathies, je suis heureux de le dire, ne m'ont pas manqué.

M. Girodon, professeur à la Faculté de théologie de Lyon, écrivait, le 30 juillet 1851 :

« A l'honneur des moyens employés par
« M. C. Chervin pour la guérison des bègues,
« j'atteste que M***, l'un de mes anciens élèves,
« a été parfaitement corrigé de ce vilain défaut
« dans l'espace d'une quinzaine de jours. L'ha-
« bitude était fort invétérée, visible jusqu'au
« ridicule; elle a cédé complètement aux moyens
« employés; elle a disparu tout à fait. Je l'af-
« firme hautement, parce que j'en ai été le té-
« moin. »

M. Bonnet, ex-chirurgien-major de l'Hôtel-Dieu de Lyon, écrivait, le 20 janvier 1853 :

« Je soussigné, professeur à l'École de Mé-
« decine de Lyon, certifie avoir adressé deux

« bègues à M. C. Chervin ; ces bègues, âgés,
« l'un de 15 ans, l'autre de 25, ont été com-
« plètement guéris en dix jours de traite-
« ment. »

A ces autorités je pourrais en joindre d'autres ; mais celles-ci me semblent dire assez pour
éclairer l'opinion, à laquelle je soumets d'ailleurs mes expériences.

Pour les renseignements, s'adresser *quai d'Albret*, 29,
à *Lyon* (5e arrondissement), tous les jours, excepté le
dimanche et le jeudi, de midi à une heure. — On ne
paie qu'après succès.

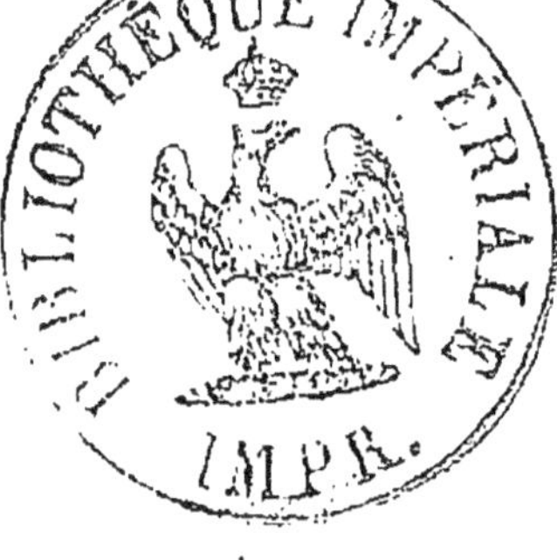

Lyon. Imp. de Girard et Josserand, rue Saint-Dominique, 18.

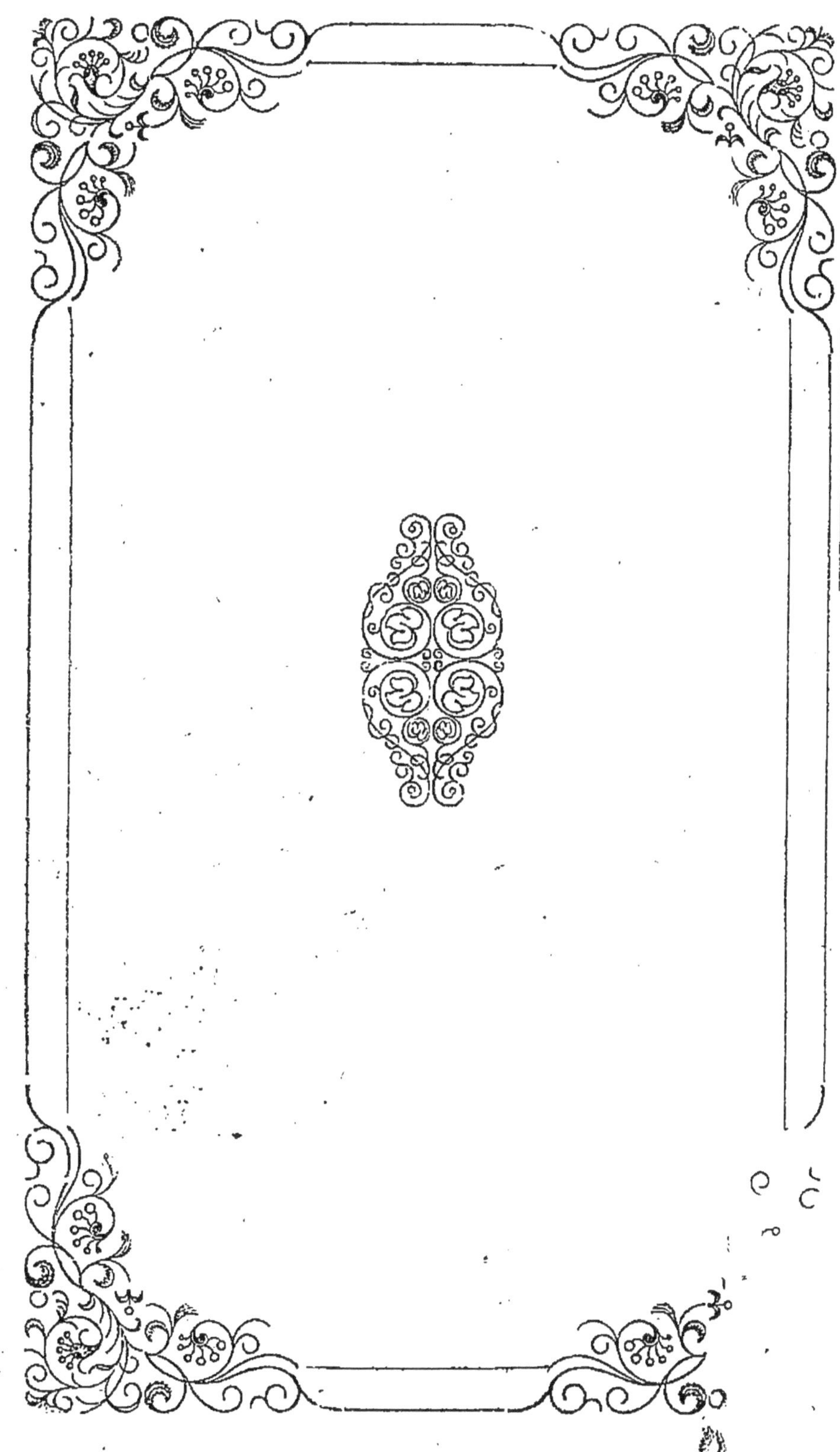